OBSERVATIONS

SUR

L'EMPLOI DES PILULES

DE

VARIOLARINE-BOULOUMIÉ.

Nous avons déjà signalé les heureux résultats obtenus sur divers points de la France de l'emploi d'un nouvel antipériodique indigène, extrait de la Variolaria-Amara, *la Variolarine*, et signalé les modifications, toutes rationnelles, que nous avons fait subir à cette préparation.

Les observations recueillies avec soin, qu'un grand nombre de Médecins ont bien voulu nous communiquer et les renseignements qui nous sont transmis chaque jour par divers expérimentateurs, mettent en lumière les propriétés remarquables dont jouit la *Variolarine*, en tant qu'antipériodique et fébrifuge ; aussi, à l'époque où les fièvres périodiques sévissent avec une grande intensité, n'hésitons-nous pas à appeler l'attention sur ce nouvel agent thérapeutique, comme pouvant remplacer avec avantage, dans beaucoup de cas, les préparations quiniques.

Pour résumer en quelques phrases les diverses appréciations de la plupart des Membres du Corps médical, auxquels il a été donné d'étudier le mode d'action de la Variolarine, nous dirons qu'elle est un agent précieux, facile à prendre, même par les enfants. Dans les fièvres intermittentes simples, c'est-à-dire sans complication d'affection d'autres organes, elle a réussi dans des cas où le sulfate de quinine avait échoué. Mais elle convient surtout dans les fièvres tenaces qui reviennent sitôt que l'on cesse l'usage du sel de quinquina ; dans les cas où il faut continuer longtemps l'usage des antipériodiques, les pilules de Variolarine ont le grand avantage de ne jamais déterminer d'accident du côté du cerveau, — et loin d'irriter les organes digestifs en raison de leur action tonique légèrement excitante, elles font disparaître les diarrhées qui accompagnent souvent les fièvres intermittentes. — La supériorité de la Variolarine au point de vue des récidives est également très marquée. Elle paraît surtout avoir une action de prédilection sur les tempéraments rebelles au sulfate de quinine. Dans les névralgies intermittentes, elle a une action non moins constante et non moins énergique, et là encore elle a réussi où le premier avait échoué. Jamais, du reste, elle n'a entraîné le plus léger inconvénient.

Dans une précédente Notice qui se trouve dans les mains de tous les Médecins, nous avons fait l'historique complet du médicament.

Mais si savante que soit une dissertation de cette nature, elle n'équivaudra jamais, pour de bons esprits, à des observations consciencieuses et bien décrites. C'est pour ce motif que nous ne croyons pas mieux faire que de mettre sous les yeux des Médecins quelques extraits des nombreux documents recueillis par d'honorables praticiens, dans les pays où les fièvres sévissent le plus.

Ces observations, comme on va le voir, portent sur des cas variés de fièvres et de névralgies, en général rebelles au sulfate de quinine et qui ont cédé dans une grande proportion à l'emploi des *Pilules de Variolarine-Bouloumié.*

MODE D'EMPLOI DES PILULES DE BOULOUMIÉ.

Les règles qui doivent présider à l'administration de la Variolarine ne diffèrent nullement de celles que l'expérience a fait adopter pour le quinquina : dans toutes les expériences dont nous donnons le résumé, le nouveau fébrifuge a été prescrit à la dose de six à douze pilules, quelquefois vingt, par fractions de trois à six, prises à une demi ou une heure d'intervalle, de façon que la dernière fraction soit prise une heure tout au plus avant l'accès. Pour suivre cette méthode, il est indispensable d'attendre qu'un second accès ait déterminé le type de la fièvre ; mais il est évident que, si un premier accès se présentait avec quelque caractère pernicieux, il ne faudrait pas attendre le second, et qu'on devrait administrer le médicament dès que le stade de sueur serait bien établi ; on sait que, dans les fièvres de ce caractère, le second accès suit quelquefois le premier sans interruption ou après une interruption très courte, et si l'on attendait une apyrexie complète, on pourrait perdre un temps précieux qui pourrait coûter la vie au malade ; plusieurs médecins se sont bien trouvés dans les fièvres rebelles d'administrer une dose de huit pilules à la fin de l'accès, sans préjudice de celle qui est administrée avant l'accès. Toutes ces règles, nous le répétons, sont depuis longtemps adoptées pour l'administration du sulfate de quinine ; il serait donc inutile d'insister sur ce que tous les praticiens savent parfaitement. Nous ajouterons seulement que, lorsqu'on aura à redouter un second accès pernicieux, la Variolarine offrira cet avantage inappréciable de pouvoir être administrée à une dose très élevée sans qu'on ait à craindre d'ajouter les accidents de l'intoxication médicamenteuse à ceux de la maladie, ce qui arrive malheureusement quelquefois avec le sulfate de quinine, surtout avec les fièvres pernicieuses à forme cérébrale.

On emploie les pilules de Bouloumié dans les névralgies, également à la dose de 6, 12 et même 20 par jour, prises à la même distance de l'accès que dans les fièvres. On commence toujours par la dose de 6 à 8 par jour, prises en trois fois, et on élève progressivement les doses.

OBSERVATIONS

Recueillies par M. le Docteur PESCHIER, Médecin du Corps législatif et du dispensaire
du dixième arrondissement, de Paris.

Monsieur, vous me demandez mon opinion sur vos pilules antipériodiques.
La voici en toute sincérité. J'ai eu treize fois recours à votre médicament.
Deux fois il n'a pas réussi, soit que la dose ne fût pas assez élevée, soit pour
toute autre cause que je ne veux pas rechercher en ce moment. Onze fois, au
contraire, elles ont eu un plein succès. Ces onze cas se divisent de la manière
suivante :

```
Fièvres intermittentes quotidiennes. . . . . . .   3
    —           —         tierces . . . . . . . . .   2
    —           —         quarte . . . . . . . . .   1
Névralgies : sus-orbitale intermittente. . . . . .   1
    —           frontale intermittente . . . . . .   1
    —           temporales rémittentes. . . . . . .   2
    —           occipitale intermittente. . . . . .   1
```

Dans trois cas, il s'agissait de fièvres par recidive, coupées une ou plusieurs
fois par le sulfate de quinine et revenant après quelques semaines d'interruption. Les autres étaient primitives. La fièvre quarte a présenté cela de remarquable que quatre fois elle avait cédé, après le premier et le deuxième accès,
à l'administration du sulfate de quinine, et que quatre fois elle était revenue
au bout d'un mois, jour pour jour. Au cinquième retour vos pilules en ont
triomphé au deuxième accès, et depuis trois mois, cette fièvre n'a pas reparu.
Elle avait été contractée en province dans une localité basse, humide et fié-
vreuse. Le malade était un enfant de onze ans.

Les névralgies ont cédé à la deuxième ou troisième dose du médicament.
Deux ont reparu au bout de huit ou treize jours pour disparaître de nouveau
sous son influence, et tout me fait espérer qu'il n'y aura pas de récidive. L'une
d'elles en est à son troisième retour après vingt-sept jours d'interruption. Elle
a été coupée de nouveau, reviendra-t-elle ? Cette névralgie temporale gauche, extrêmement douloureuse, n'est, à proprement parler, ni intermittente,
ni rémittente, car la douleur est continuelle ; seulement elle devient par ins-
tant un peu moins vive. C'est pendant cette diminution que vos pilules ont été
prises, deux chaque fois. Le jour où la névralgie a cédé, quatre diminutions
s'étaient montrées de six heures du matin à six heures du soir. Le malade
avait donc pris dix pilules. Ce résultat me paraît fort remarquable, alors même
que la guérison ne serait pas complète. Les autres névralgies sont complètement guéries.

J'ai fait prendre, en général, de six à huit pilules avant chaque accès,
moitié deux heures et moitié une heure avant le moment où celui-ci était survenu la veille. Une fois je suis allé jusqu'à douze. — Lorsque la fièvre était

coupée, le malade continuait l'usage des pilules pendant cinq ou six jours à doses décroissantes.

<pre>
Les pilules ont réussi à la première dose . . . . .   1 fois.
      —   à la seconde . . . .   5 —
      —   à la troisième. . . . . 3 —
      —   à la cinquième. . . . . 1 —
</pre>

De ce qui précède, et quoique les expériences faites à Paris, où les fièvres sont légères et peu tenaces, ne puissent avoir toute l'importance de celles qui seraient faites dans d'autres contrées, je crois pouvoir conclure que pour moi, et dans les circonstances où je les ai employées, 1° vos pilules ont complétement remplacé le sulfate de quinine, et que même, dans les névralgies, elles m'ont apparu préférables et plus efficaces ; 2° qu'à doses assez élevées, elles n'ont produit aucun des symptômes cérébraux ou gastriques dont se plaignent les malades qui prennent de fortes ou même de moyennes doses de sulfate de quinine ; 3° enfin, que si ce médicament, appliqué sur une plus grande échelle, et dans des localités convenables, réussit aussi bien qu'il le fait entre nos mains, ce sera pour la thérapeutique une découverte précieuse et un bienfait pour l'humanité.

Je suis, Monsieur, etc. *Signé :* PESCHIER.

OBSERVATIONS
Faites à Fonsorbes (Haute-Garonne) par M. Gez, Médecin.

Monsieur, j'ai l'honneur de vous adresser quelques observations que j'ai recueillies sur l'efficacité de votre produit fébrifuge. Je dois vous dire que, dans notre contrée, où les fièvres sont si tenaces et résistent si souvent à l'emploi du sulfate de quinine, j'ai guéri tous les malades traités par votre produit, et je n'ai constaté de récidive que chez deux femmes qui, ayant eu les accès coupés par une première administration de six pilules, se sont refusées à continuer le médicament pendant quelques jours à doses décroissantes, ainsi que vous l'indiquez. Son activité paraît se révéler surtout dans les cas où le sulfate de quinine a échoué, et votre produit a, sur ce dernier, un avantage incontestable, c'est de pouvoir être supporté parfaitement par les malades dont la débilité ou l'irritabilité nerveuse ne permet pas souvent l'emploi du sulfate de quinine.

Voici cinq ou six observations seulement. Je pense qu'elles seront suffisantes pour vous fixer sur le mode d'action de votre médicament.

Première observation. — Antoine Ponsin, soixante-quatre ans, tempérament sanguin, atteint depuis les premiers jours de septembre de fièvre à type tierce, durant depuis six heures du soir jusqu'à sept heures du matin. Appelé près de lui le 25 octobre, je lui administrai six pilules, trois à quatre heures et trois à quatre heures et demie. L'accès ne parut pas. Le 26, quatre pilules ; les 27 et 28, deux pilules. La fièvre n'a pas reparu.

Deuxième observation. — Saintogne (Pierre), trente ans, tempérament nerveux, atteint de fièvre quarte depuis environ un mois. Appelé près de lui le 28 août, je prescrivis huit décigrammes de sulfate de quinine. L'accès revint tout aussi fort. 1er septembre, même prescription, l'accès du 4 a été beaucoup plus fort. Il y avait une céphalalgie des plus intenses et du délire. Cet accès révélait tous les caractères d'un accès pernicieux. Le 7 septembre, j'administrai huit de vos pilules, deux par deux, de demi-heure en demi-heure, de telle sorte que les deux dernières furent prises une heure avant l'accès. L'accès est revenu à la même heure très faiblement. La fièvre a cessé au bout de trois heures. Le 9 et le 10, six pilules, pas d'accès. Le 11, quatre pilules. Les 12 et 13, trois pilules. Aucun symptôme fébrile n'a reparu.

Troisième observation. — Mariane Dubosc, soixante ans, très faible constitution. Appelé près de cette femme le 30 octobre, j'apprends qu'elle est atteinte de fièvres à type quarte depuis près de quatre mois. Les accès étaient devenus très violents et duraient vingt-quatre heures. Le 31 octobre, administration de six décigrammes de sulfate de quinine. L'accès est venu tout aussi fort. Le 3 novembre, je donne six pilules de Variolarine; la fièvre a été coupée complétement. — Je prescris quelques pilules à doses décroissantes; mais cette femme se croyant guérie, s'est refusée à les prendre. Le 12 novembre, les accès ont reparu. Le 15, administration de six pilules, pas d'accès. Le 16, quatre pilules; le 17, trois pilules; les 18 et 19, deux pilules. Guérison radicale.

Quatrième observation. — Célestine Nec, âgée de dix-huit ans. Cette jeune fille, d'un tempérament fort et vigoureux, fut atteinte, il y a environ dix-huit mois, d'accès de fièvre à type quarte. Ces fièvres, qui ont résisté à toutes les préparations de quinquina et à des doses énormes de sulfate de quinine, avaient gravement altéré sa santé. La face était devenue presque cadavéreuse. Le 28 septembre, j'administrai six de vos pilules, l'accès fut beaucoup moins fort et ne dura guère que cinq heures. Le 1er octobre, administration de six autres pilules, pas d'accès. J'ai fait continuer le médicament à doses décroissantes pendant six jours. Aucun symptôme fébrile n'a reparu. Depuis lors, la santé de cette jeune fille est parfaite. Elle a repris sa fraîcheur et son embonpoint.

Cinquième observation. — Joseph Depié, atteint de pleurodynie compliquée, d'accès de fièvre quotidiens, durant de six heures du soir à huit heures du matin. Appelé près de lui le 20 décembre, je lui donne quatre de vos pilules, l'accès est insignifiant; quatre autres pilules administrées le lendemain font complétement disparaître les accès. La pleurodynie a également disparu au bout de peu de jours.

Sixième observation. — Catherine Ratier, atteinte d'une péritonite compliquée d'accès de fièvre quotidiens, me fait appeler le 3 janvier. Je combats la péritonite par les moyens ordinaires, et je lui fais prendre 6 de vos pilules. Les accès n'ont plus reparu; j'en ai cependant administré six autres en deux jours pour prévenir une récidive. Sa péritonite a bien marché vers la guérison.

Je m'arrête, Monsieur, et termine en vous disant que je suis convaincu que, du moins dans nos contrées, votre médicament est appelé à remplacer avec avantage le sulfate de quinine dont les malades redoutent, en génér al, les effets sur les organes de la tête et de la digestion.

Veuillez agréer, Monsieur, etc. Signé : GEZ.

OBSERVATIONS

Recueillies par M. GARCIN, médecin des hospices, à Neufchâteau (Vosges).

Monsieur, j'ai l'honneur de vous adresser le résultat de l'expérimentation que j'ai faite de votre excellent fébrifuge. Je l'ai employé dans plus de trente cas, tant dans mon service de l'hôpital de Neufchâteau que dans ma pratique particulière, et, à l'exception de deux cas où les accès n'ont pu être complétement coupés qu'au moyen du sulfate de quinine, je n'ai eu que des succès à enregistrer. Dans trois cas, au contraire, où le sulfate de quinine avait été inutilement employé pendant plusieurs jours à assez haute dose, votre médicament a détruit la fièvre, une fois après la première, les deux autres fois après la seconde administration. Sans parler de la question économique, qui est déja d'une si grande importance, un des grands avantages de votre médicament c'est de pouvoir être employé, même à haute dose, sans aucun inconvénient chez les personnes affectées d'irritations aiguës ou chroniques des voies digestives, et chez lesquelles l'emploi du sulfate de quinine est souvent impossible. Je vous communique un certain nombre de mes observations. Je les ferai courtes, mais je pense que cela sera suffisant pour indiquer l'action du médicament. Je dois faire observer que presque toujours j'ai fait précéder par un purgatif l'emploi du remède.

Première observation. — M. HERVO, de Neufchâteau, quarante ans, faible constitution. Invasion de la fièvre intermittente quotidienne, le 4 août 1852. Durée de quatre heures du soir à cinq heures du matin. Administration du sulfate de quinine, le 10, quatre décigrammes ; le 11, cinq décigrammes ; le 12, six décigrammes. Aucun résultat n'est obtenu. Le 14, un gramme de votre produit, la fièvre a été coupée complétement. Elle s'est déclarée de nouveau le 28 septembre, mais elle a été définitivement sous l'influence du même médicament, administré pendant plusieurs jours.

Deuxième observation. — SIMONET (Ernest), de Rouceux, 15 ans. Invasion de la fièvre intermittente quotidienne le 2 septembre ; durée, de sept heures du soir à six heures du matin. Le 6 septembre, trois décigrammes de sulfate de quinine ; le 7, quatre décigrammes. Aucun résultat n'est obtenu. Le 8 et le 9, quatre de vos pilules, guérison récidive. Administration pendant plusieurs jours de votre antipériodique. Guérison radicale le second jour. Mais dans ce cas, comme dans tous les autres, le médicament est continué pendant plusieurs jours afin d'empêcher les récidives.

Troisième observation. — M. MARTIN (Victor), de Neufchâteau, 37 ans, faible constitution. Le malade qui avait passé à Hyères plusieurs hivers pour cause de santé, y avait contracté une fièvre intermittente rebelle qui a résisté à des doses énormes de sulfate de quinine. De retour à Neufchâteau, le même médicament, loin de produire un bon effet, occasionnait des accidents inflammatoires. Vos pilules ont presque complétement fait disparaître la maladie qui ne se manifeste plus que par quelques rares accès qui cèdent promptement à l'action du remède.

Quatrième observation. — CASTEL, 39 ans, Invasion de la fièvre intermittente le 7 septembre. Durée, de quatre heures du soir à sept heures du matin, cinq de vos pilules, les 15 et 16 décembre, quatre, trois et deux les jours suivants, la fièvre n'a plus reparu.

Cinquième observation. — Madame de LAMOTHE, de Neufchâteau, constitution débilitée. Cette dame est affectée de la fièvre intermittente depuis quinze mois. Le sulfate de quinine l'a coupée à plusieurs reprises, mais les accès revenaient toujours au bout de huit ou quinze jours. Vos pilules ont été employées le 12 septembre et les jours suivants. La fièvre a disparu complétement.

Sixième observation. — Madame THIERRY, à Rouceux, névralgie faciale intermittente. Invasion le 15 octobre, cinq de vos Pilules les 12, 13 et 14. Guérison.

Septième observation. — Hippolyte G...., à Rouceux, affecté le 12 septembre de fièvre typhoïde compliquée d'accès régulièrement intermittens. L'usage de vingt de vos pilules en quatre jours a fait complétement disparaître les accès, et la fièvre typhoïde a bien marché vers sa guérison.

Huitième observation. — Victoire ETIENNE, de Frébecourt, 14 ans, est affectée depuis trois mois, tous les jours de cinq heures du matin jusqu'à midi, d'une céphalalgie intense. Le 25 septembre, je lui administre deux de vos pilules seulement. Le 26, le mal de tête est très-léger. La malade prend deux autres pilules; depuis ce temps aucune douleur ne s'est reproduite.

Neuvième observation. — OLIVIER, soldat au 2ᵉ chasseurs à cheval, entré à l'hôpital de Neufchâteau, le 6 octobre. Ce militaire a été affecté une première fois de la fièvre intermittente quotidienne à Lunéville, depuis le 14 juillet jusqu'au 20 août. Le sulfate de quinine n'a obtenu que difficilement la guérison. La fièvre a reparu le 4 octobre, et elle a cédé sous l'influence de huit de vos pilules administrées : quatre le 12 et quatre le 13.

Dixième observation. — HAXAIRE, soldat au 22ᵉ de ligne, entré à l'hôpital le 12 septembre avec une fièvre intermittente datant de 15 jours; cinq de vos pilules, les 16, 17 et 18, la fièvre n'a plus reparu.

Onzième observation. — JAMAIT, soldat au 2ᵉ régiment du génie, entré à l'hôpital le 13 octobre avec une fièvre tierce datant du 7; six de vos Pilules le 20; accès du 21 moins fort ; six pilules le 22. Guérison.

Douzième observation. — Madame L...., de Neufchâteau, 36 ans, est affectée tous les ans, pendant l'été, depuis 1849, de douleurs rhumatismales qui durent plusieurs semaines, et à la suite desquelles il survient une fièvre intermittente quotidienne qui, chaque fois, persiste pendant environ trois mois. Le sulfate de quinine a été employé en 1849 et 1850, tant en lavement que par l'estomac ; mais, loin de produire un bon résultat, il irritait tellement le tube digestif, qu'on a été obligé d'y renoncer. Cette année, j'ai eu recours à votre médicament quinze jours après le début de la fièvre. J'ai donné pendant trois jours douze pilules, et les accès ont complétement cessé. Cependant j'ai fait continuer à plus faible dose pendant quinze jours, aucun symptôme fébrile n'a reparu.

Veuillez agréer, Monsieur, etc.　　　　　　　　Signé GARCIN.

OBSERVATIONS
De M. LAMONTAGNE, Médecin des épidémies, à Neufchâteau (Vosges).

Monsieur, si j'ai tardé à vous rendre compte de l'emploi des pilules que vous avez bien voulu me confier pour combattre les fièvres intermittentes si communes dans nos contrées, c'est que j'étais curieux de bien savoir, d'après un nombre donné de malades, l'avantage qu'on pouvait en obtenir comparativement avec les pilules de sulfate de quinine.

Voici ce que j'ai remarqué sur dix-neuf malades soumis à leur usage : Le premier à qui j'en ai fait prendre était atteint depuis six semaines d'accès de fièvre revenant tous les deux jours bien exactement ; il avait pris soixante-dix à quatre-vingts pilules de quinine d'un grain chaque. Ses accès étaient toujours de la même durée. Douze pilules de Variolarine ont arrêté ces accès et l'ont complétement rétabli. Depuis cette époque, sa santé est parfaite. Les dix-huit autres malades ne se sont pas servis de sulfate de quinine. Chez les uns, dix-huit de vos pilules en trois fois ont été suffisantes ; mais chez d'autres, j'ai été obligé d'en faire prendre de trente à trente-six pour obtenir un résultat favorable. Je ne vous parle ici que de fièvres intermittentes ordinaires sans complication. Encore quelques observations, puis je crois que j'adopterai de préférence ce nouveau remède au sulfate de quinine, qu'en général les malades prennent avec une grande répugnance.

Je suis, Monsieur, etc.   Signé LAMONTAGNE.

OBSERVATIONS
Recueillies par M. SCHILIZZI, Médecin des hospices et de la Douane, à Aigues-Mortes (Gard).

Monsieur, je me fais un plaisir de vous communiquer les résultats que j'ai obtenus du 15 septembre au 31 octobre dernier, par l'emploi de votre fébrifuge, qui a été administré à la dose de six, huit et dix pilules, pendant deux trois et quatre jours consécutifs, la veille comme le jour de l'accès, sans aucune fatigue appréciable pour l'économie.

Trente et un malades atteints de fièvres paludéennes de tous les types, ont été soumis pendant ce laps de temps à son usage. Tous ces sujets, sans distinction d'âge, de sexe ou de position sociale, ont été tour à tour traités, les uns en ville, les autres à la campagne, le plus grand nombre à l'hospice.

Les pluies tardives de septembre dernier, en renouvelant inopinément la fermentation des marais de cette contrée, ont donné lieu au développement de pyrexies des plus intenses qui, pour la plupart, résistaient, par leur ténacité, aux moyens que la science possède pour les combattre. C'est pendant cette période critique que votre remède a été mis en usage, concurremment avec le sulfate de quinine qui, contrairement aux années précédentes, m'a fait assez souvent défaut pendant celle-ci.

Malgré les circonstances exceptionnelles qui ont caractérisé l'époque de l'administration de votre médicament, il a avantageusement rivalisé avec le sulfate de quinine, puisque ainsi qu'il résulte du tableau ci-joint, trois malades sur quatre lui ont dû leur guérison. La même proportion a été observée cette année, contre l'ordinaire, à la suite de l'administration du spécifique par excellence.

Pendant la même période, j'ai été à même d'observer parfois que lorsque le sulfate de quinine, ainsi que votre remède avaient déjà échoué l'un et l'autre une première fois, le sulfate de quinine, administré de nouveau, recouvrai son activité antipériodique.

Cette réaction salutaire de votre produit, son ingestion tout à fait inoffensive pour l'économie, jointes à son action antipériodique, désormais incontestable, le placent au rang des découvertes les plus utiles à l'humanité.

Recevez, Monsieur, etc.   Signé SCHILIZZI.

OBSERVATIONS
Recueillies par M. le Docteur MARTIN, Médecin des hospices à Agde (Hérault).

Du 23 avril au 15 novembre de cette année, j'ai administré votre fébrifuge à trente-six personnes atteintes de fièvres intermittentes à types divers. C'est de préférence sur des sujets pris dans la classe pauvre que j'ai expérimenté, parce qu'habitant les quartiers généralement malsains, logés dans des réduits bas et humides, exerçant des professions débilitantes, négligeant presque toujours les soins hygiéniques, les fièvres ont chez eux un caractère de ténacité qu'on ne rencontre guère dans les classes aisées, où ces maladies sont d'ailleurs infiniment plus rares.

Réussir sur des individus placés dans des circonstances aussi défavorables, c'est mettre hors de doute la valeur curative du médicament. C'est par une série d'abservations consciencieuses et prises sur un journal particulier que j'ai établi ma conviction. En voici le tableau synoptique.....

Comme on le voit par ce tableau, sur trente-six personnes qui ont fait usage de vos pilules, trente et une ont été guéries. Il y a eu cinq insuccès, un peu moins du septième. Ce rapport serait moindre encore peut-être si un des malades avait voulu persister quelques jours de plus dans cette médication; mais j'avais affaire à un enfant de huit ans sur lequel je n'ai pu avoir plus d'action que ses parents.

Comme on peut le vérifier sur le tableau, la moyenne du traitement est de sept jours, celle des pilules données pour vaincre la fièvre, de quarante ; dix-neuf malades ont cependant dépassé ce nombre pour guérir, mais il faut dire aussi que onze individus avaient la fièvre depuis plus de trente jours, et qu'ils avaient plusieurs fois rechuté après le traitement par le sel de quinine. Un seul fiévreux est arrivé à la dose énorme de cent six pilules. Il avait une fièvre quarte qui avait été fixée une fois par le sulfate. A la rechute, qui arriva après le deuxième septenaire, je fis usage de votre fébrifuge, qui triompha de la fièvre le dixième jour, en l'usant, pour ainsi dire, par des doses continues. A cette occasion, je ferai remarquer que la tolérance de ce médicament par les viscères abdominaux est parfaite, que je n'ai jamais observé non plus de surexcitation cérébrale, bien que les pilules fussent prises quelquefois maladroitement pendant le paroxysme.

Son innocuité sur le tube digestif est telle que dans quelques cas où les fièvres étaient compliquées de diarrhée, d'entérite chronique, de flux dyssentérique, loin d'aggraver ces affections, elle les a avantageusement combattues. Je citerai à l'appui la première observation que j'ai recueillie.

Le nommé Baylle, fusilier, âgé de 27 ans, d'un tempérament éminemment lymphatique, arrivait d'Afrique épuisé par la dyssenterie et par une fièvre tierce qu'on combattait vainement depuis six mois par le sulfate de quinine. D'une maigreur excessive, le ventre douloureux et ballonné, la région splénique volumineuse et rémi.te ate, Baylle avait toujours plusieurs selles sanguinolentes dans la journée, et chaque deux jours un accès qui ne durait pas moins de douze à quinze heures. Il prend, le 23 avril, huit pilules deux heures avant l'accès et huit le lendemain. Le 25, l'accès reparaît à la même heure, mais ne dure que huit heures. Trois évacuations alvines et à peine sanguinolentes dans les vingt-quatre heures, au déclin de la fièvre, huit pilules et huit le lendemain matin à jeun. Le 27, la fièvre retarde de quatre heures, arrive sans frisson et dure à peine six heures. Plus de traces de sang dans les déjections, huit pilules au déclin et huit le lendemain dans l'apyrexie; la fièvre ne reparaît plus les jours suivants. Les selles deviennent de plus en plus rares, le malade reprend de l'appétit et se rétablit parfaitement. Il n'y a pas eu de rechute jusqu'au 15 juin. Vingt pilules ont alors suffi pour emporter la fièvre, qui n'a plus reparu.

L'innocuité de votre antipériodique est encore démontrée dans l'observation numéro vingt et un. La femme Courjol, âgée de cinquante-deux ans, d'un tempérament bilioso-nerveux, avait depuis vingt jours une fièvre quarte avec une gastralgie datant depuis longtemps. Elle a avalé cent six pilules en dix jours, sans que son estomac en ait été le moindrement affecté.

Un avantage qu'on ne saurait contester à votre médicament est celui de rendre les rechutes rares, même chez les individus placés dans des résidences réputées malsaines. L'action médicatrice a duré plus d'un mois, lorsque le sulfate de quinine ne préservait que pour quinze ou vingt jours. Signé Martin.

OBSERVATIONS

Recueillies par M. Merlande, Médecin à Charente près Rochefort. — Fièvres intermittentes tra.tées par l'antipériodique d.: M. Bouloumié.

Première observation. — Le sieur Porchin, d'un tempérament sanguin bilieux, fut pris, le 10 novembre 1852, après une transpiration supprimée, d'une fièvre intermittente avec frissons, courbature dans les articulations, chaleur et sueur abondante, agitation extrême, point de sommeil. L'administration d'un gramme de sulfate de quinine, d'un lavement de quinquina avec douze gouttes de laudanum diminua les accès qui revinrent le troisième jour avec plus de force. Les autres symptômes persistant, je fis usage de douze pilules antipériodiques de M. Bouloumié, cinq le premier jour une heure avant l'accès; quatre le deuxième et trois le troisième. Je ne visitai le malade que quatre jours après: disparition complète de la fièvre seulement après l'administration des dernières pilules. La transpiration diminue, langue saburrale, inappétence. Un purgatif suffit pour compléter la guérison. La fièvre n'a plus reparu.

Deuxième observation. — Le 21 novembre à huit heures du matin, je me rendis à Saint-Hippolyte, auprès de la fille Sabourand, âgée de dix-huit ans, d'un tempérament sanguin, non réglée depuis six mois. Je la trouve au lit dans l'état suivant : face animée, yeux injectés, langue rouge, altération, surtout pendant la fièvre qui la prend tous les jours à six heures du soir avec frisson, lourdeur de tête, et dure une partie de la nuit. Je pratique une saignée du bras ; des boissons tempérantes, des cataplasmes sinapisés aux jambes sont ordonnés. — Administration de quatre pilules à cinq heures du soir ; le lendemain, trois ; le jour suivant, deux à la même heure. La mère vient le quatrième jour pour me dire que sa fille a éprouvé un léger accès de fièvre après les dernières pilules. Quatre nouvelles pilules la font disparaître complétement.

Troisième observation.—Depuis plus de trois mois, un douanier, âgé de 38 ans, a des fièvres intermittentes qui ont résisté à l'emploi de la quinine, de la liqueur de Pearson, de l'opiat de quinquina. Après avoir changé d'air à la Rochelle, de retour à Charente, les accès sont revenus avec maux de tête violents. Huit pilules pendant deux jours, le 5 et le 6, ont complétement enlevé les accès.

Quatrième observation. — La femme PORCHÈRE, trente-deux ans, d'un tempérament sanguin, d'une forte constitution, est prise depuis le 24 novembre, tous les soirs sur les quatre heures, de nausées, de céphalalgie intense, de douleurs de reins, frissons, puis d'une chaleur brûlante. L'accès de fièvre dure toute la nuit. Appelé près de cette malade, je lui donne à prendre pendant trois jours, une heure avant l'accès, d'abord quatre, puis trois et deux pilules qui ont suffi pour couper les fièvres. Cette femme a repris ses occupations.

Cinquième observation. — Le fils de M. PUJOL, de Charente, âgé de seize ans, d'un tempérament nerveux, fut pris, à l'école d'Angers, de fièvres à type tierce, avec céphalalgie intense, qui résistaient aux fébrifuges, aux applications de sangsues, aux purgatifs. Après un mois de traitement sans succès, le malade est renvoyé dans sa famille. Appelé près de lui le 1er décembre, j'apprends que tous les deux jours, vers huit heures du matin, les accès se renouvellent avec frissons et maux de tête. Administration à sept heures de quatre, trois et deux pilules pendant l'apyrexie. Le premier jour, diminution sensible dans l'accès. Depuis, le malade n'a ressenti que quelques pesanteurs de tête qui ont disparu à l'aide d'une médecine. Il est reparti pour Angers un mois après, dans un état de santé parfaite.

J'ai eu occasion jusqu'ici de faire usage des pilules de M. Bouloumié sur plus de dix autres malades affectés de fièvres plus ou moins graves et avec récidive ; je puis affirmer que je les ai toujours combattues avec un plein succès. Une observation digne de remarque, c'est que dans cette saison et sous notre climat, où les récidives sont si communes après l'emploi de la quinine, je n'ai eu à les noter que chez deux malades habitant des appartements humides.

Signé : MERLANDE.

SOCIÉTÉ DE SECOURS MUTUELS DE FLORENSAC (HÉRAULT).

RAPPORT
Sur l'emploi des pilules antipériodiques de M. Bouloumié.

Les pilules antipériodiques adressées à l'association, ont été employées de la manière suivante :

Première observation. — Antoine Boivin, vingt-sept ans, était revenu d'Afrique avec des fièvres qui avaient resisté à toute espèce de traitement et qui n'avaient pas même été modifiées par son retour en France. Depuis dix-huit mois, l'accès le prenait tous les deux jours à deux heures du matin, et ne cessait que vers minuit ou deux heures. Il avait épuisé tous les moyens curatifs connus et lassé la charité de l'hospice de Florensac et du bureau de charité. La quinine n'agissait plus sur lui, et les médecins l'avaient entièrement abandonné. Le 8 octobre, il lui fut donné douze pilules Bouloumié qui furent prises en trois fois, de demi-heure en demi-heure. Les dernières furent prises une heure avant celle de l'accès. Le malade avait travaillé le matin même, par un temps humide et froid. L'heure de l'accès fut retardé de trois ou quatre heures; l'accès fut beaucoup moins fort, le froid ne vint point et la fièvre ne dura que six heures. Le 9, le malade fut mieux que de coutume et mangea de meilleur appetit. Le 10, il prit 12 pilules et l'accès manqua complétement. Le malade se promena tout le jour. Le 11, il reprit son travail, et au lieu de la demi-journée qu'il faisait depuis un an, il travailla tout le jour, malgré le temps humide et le vent de mer. Le 12, il prit neuf pilules; le 14, six; le 16, quatre. — Depuis, il se porte à merveille; son extrême maigreur a fait place à de l'embonpoint et même à une disposition à grossir. — Son teint est bon et coloré, de jaune et terreux qu'il était. Le malade n'a éprouvé aucune fatigue après avoir pris les pilules.

Deuxième observation. — Étienne Gandy, vingt-trois ans, soldat, est revenu d'Afrique avec des fièvres quotidiennes très intenses. Les médecins avaient entièrement renoncé à le traiter. La quinine n'agissait plus. — Le changement de climat n'avait apporté que durant peu de jours un soulagement à son état. Depuis quinze mois qu'il était à Florensac, l'accès le prenait presque tous les jours entre huit et neuf heures du matin et durait jusqu'au lendemain à une heure ou deux heures du matin, soit quinze à dix-huit heures. Le 12 octobre, il lui fut donné quinze pilules en trois prises, de demi-heure en demi-heure. L'accès manqua complétement; il ne ressentit aucun malaise. Le 13, repos et pas d'accès; le 14, neuf pilules; le 16, six pilules; le 18, six pilules. Dès le 17, il fut au travail. Depuis lors il se porte très bien et n'a pas rechuté, malgré la pluie, le vent marin et quinze jours d'inondation. Il se sent maintenant aussi fort, aussi dispos qu'il y a deux ans, avant d'être malade.

Troisième observation. — Baptiste Teissier, quarante-cinq ans, travailleur de terre. Atteint de phthisie pulmonaire, pris des fièvres tierces pendant les vendanges, il les garda pendant quarante ou cinquante jours. La quinine ne faisait aucun effet. Le 14 octobre, il lui fut donné douze pilules en trois fois; l'accès fut très court; mais comme l'heure de l'accès variait de six heures du soir à minuit, il prit les dernières pilules quand l'accès commençait. Le 15, il se sentit mieux. Le 16, il fut pris d'un accès très fort, et il s'empressa de prendre quatre pilules qui firent cesser le froid. — Deux heures après la chaleur venait, et il prit quatre autres pilules qui la coupèrent également. Le lendemain il se trouvait très bien, et était enchanté de la manière dont il s'était administré les pilules. Depuis, il va aussi bien que possible. Il mange avec appétit. Les digestions, qui étaient difficiles auparavant, se font facilement. Le malade a repris son travail et le fait sans fatigue.

Quatrième observation. — Étienne HENRY, trente ans, atteint de fièvres intermittentes peu fortes, mais résistant constamment à l'emploi de la quinine, a été entièrement guéri par quatre pilules prises une heure et demie avant celle de l'accès. Durant trois heures, et dès que les pilules furent avalées, il ressentit un grand malaise et des vertiges, et craignait d'être forcé à vomir les pilules; mais après il éprouva, au contraire, un grand bien-être, et depuis le 15 octobre l'appétit et le sommeil sont revenus. L'excitation et l'irritation qu'il éprouvait constamment ont entièrement disparu.

Cinquième observation. — Thérèse SANTY, dix-huit ans, atteinte depuis deux mois de fièvres quotidiennes ayant résisté à toutes sortes de médicaments, et sur laquelle la quinine n'avait pas d'action, a été entièrement guérie par douze pilules prises le 15 octobre, deux heures avant l'accès. Le 16, repos; l'accès manqua comme le premier jour. Le 17, elle prit huit pilules; le 18, six pilules; les 20 et 22, trois pilules. Elle se porte très bien maintenant et n'a éprouvé aucune fatigue de l'emploi des pilules Bouloumié, tandis que la quinine l'agitait beaucoup et lui occasionnait fréquemment des vomissements.

Un certain nombre de pilules a été distribué à des malades ne faisant pas partie de l'association; quatre ont été parfaitement guéris, mais comme les pilules ont été employées dans des conditions qui sont inconnues, et dont les malades n'ont pas su se rendre compte, il faut se borner à mentionner le fait sans lui donner toute l'authenticité qui serait désirable.

L'emploi des pilules Bouloumié, alors même que quelques cas d'insuccès viendraient à être constatés, sera néanmoins d'un immense avantage pour les pays fièvreux. Depuis 1848, époque de la fondation de la Société de secours mutuels de Florensac, la somme dépensée en quinine est énorme, et l'argent donné à des malades qui demeuraient des années entières, soit avec des fièvres, soit dans des rechutes sans cesse renouvelées, les empêchant de reprendre leurs travaux est très considérable. Une somme de 2,000 francs, en moyenne, était dépensée annuellement pour les fièvreux, et ce, pour une population de mille individus faisant partie de l'association.

Les pilules antipériodiques de Bouloumié, mises à la disposition du médecin de l'association étant épuisées, le bureau émet le vœu qu'une demande soit adressée à M. Bouloumié, afin qu'il veuille bien faire un envoi de pilules en quantité assez considérable pour que, non seulement tous les fièvreux de l'association puissent être traités avec ses pilules, mais encore pour qu'il puisse en être distribué aux autres personnes malheureuses.

Le Président : Marquis D'ALPHONSE. Le Vice-Président :
L. DE SAINT ÉTIENNE. Suivent les signatures du mé-
decin, du pharmacien et des autres membres du bureau.

OBSERVATIONS

Recueillies par M. le Docteur LALESQUE, Médecin des hospices, à la Teste (Gironde).

L'année n'a pas été féconde en fièvres à la Teste. Loin de là, depuis cinq ou six ans, nous avons noté une décroissance surprenante de ces maladies, et cette année a été une des plus stériles. Malgré ces conditions, dont je me félicite sous le rapport de l'hygiène locale, j'ai pu, dans quatre cas, employer vos pilules.

Première observation. — Le premier cas est fourni par un homme de quarante-deux ans, d'un tempérament bilieux, mais d'une forte constitution, qui avait pris sa fièvre sous type tierce en travaillant aux rizières. Il avait eu quatre accès quand il vint me consulter. Sa fièvre était exempte de toute complication. Je lui remis trente de vos pilules, à prendre en trois fois le jour de l'apyrexie, comme je prescris le sulfate de quinine. Je lui recommandai de revenir si la fièvre n'était pas coupée. Comme il habite à six kilomètres de mon domicile, il ne revint point, mais il me fit dire qu'il avait été complètement guéri. Quoique le médicament n'ait pas été administré à doses décroissantes, la fèvre n'est plus revenue.

Deuxième observation. — C'est une petite fille de neuf ans qui a contracté une fièvre sous type tierce il y a un mois et demi. J'ai prescrit vos pilules après trois rechutes d'accès quotidiens, puis tierces, traités et guéris quatre fois par le sulfate de quinine. Les accès s'étaient reproduits après huit jours, trois semaines et quinze jours de guérison. Je prescrivis votre fébrifuge à la dose de huit pilules dans l'intermittence. Les accès disparurent après qu'elle eut pris seize pilules. Il y a un mois que la fièvre n'est plus revenue. La malade a consommé quarante pilules. Elle les a continuées, à des doses décroissantes, au nombre de deux par jour.

Troisième observation. — Ce fait m'a été fourni par un Basque entré à la Teste il y a douze jours et sorti hier. Le malade avait des accès de fièvre quotidienne avec des accidents gastriques. Une application de sangsues à l'anus fait disparaître cette irritation, que je combats encore par la diète et des boissons émollientes. Le troisième jour de son entrée, je lui prescrivis pour le lendemain douze de vos pilules. Elles furent prises avec soin. L'accès qui suivit diminua de longueur. La diminution du froid fut surtout sensible ; il fut presque nul. Le lendemain, douze autres pilules ; accès presque nul. — Douze autres pilules pour le jour suivant : pas d'accès. Le malade a continué à prendre la médication à doses décroissantes pendant trois jours. Il a consommé quarante-huit pilules.

Veuillez agréer, Monsieur, etc.   Signé : LALESQUE.

OBSERVATIONS

Recueillies à l'hôpital du Roule à Paris (service de M. ABEILLE, Médecin-major).

Première observation. — DESCHANEL, du 26ᵉ de ligne, bonne constitution. Fièvre quotidienne. Onze jours de fièvre en Afrique (province d'Alger). Guéri par le sulfate de quinine. Le malade a été aussi à Rome. Entré à l'hôpital du Roule le 26 juin. Le 27, la rate mesurée présente en hauteur neuf centimètres et demi, vingt centimètres en largeur. On ordonne six pilules antipériodiques de M. Bouloumié : trois à deux heures, trois à deux heures et demie, l'accès commençant à quatre heures. L'accès est incomplet et ne présente que les apparences du premier stade. Le 28, six pilules à la même heure ; l'accès manque. Le 29, six pilules ; l'accès manque. 1ᵉʳ juillet, quatre pilules ; la rate a huit centimètres en hauteur, dix-sept transversalement. 2 et 3 juillet, quatre pilules. Le 4, le malade sort guéri. La rate a sept centimètres et demi et dix-sept transversalement.

Deuxième observation. — CARRY, 13° de ligne, fièvre tierce. Entré le **7** juillet à l'hôpital du Roule, sortant de l'hôpital de Versailles, où il avait également été traité par le sulfate de quinine pour des accès de fièvre tierce. Le 8, la rate mesure huit centimètres en hauteur et dix-neuf transversalement. On administre les pilules de M. Bouloumié. Les accès sont retardés de huit heures du matin à neuf heures. On augmente la dose de pilules : de six, on la porte à huit. — Les accès sont de nouveau retardés d'une heure. On porte la dose des pilules à douze la veille de chaque accès et le jour même. Les accès diminuent d'intensité et sont reportés à onze heures du matin, une dernière fois à midi. La rate ne mesure plus que huit centimètres en hauteur et dix-sept transversalement. Enfin, le 24 juillet, le malade prend dix-huit pilules, dont douze ordonnées par M. Abeille, et six qu'il avait conservées, et que, dans son désir d'être guéri, il prend en même temps. Le 26, l'accès manque. La rate est revenue à ses dimensions normales. On commence le 28 à donner les doses décroissantes, et le malade sort le 2 août parfaitement guéri.

Troisième observation. — BOYER, 10° de ligne, fièvre tierce, revenant d'Afrique (province de Constantine). Débarqué au mois de février, récidive du même hôpital au mois d'août et de la même année. Traité et guéri par le sulfate de quinine. Traité aussi à Perpignan par le sulfate de quinine à deux reprises différentes depuis son débarquement, il a été repris de la fièvre presque immédiatement après son arrivée. La rate mesure onze centimètres en hauteur, vingt transversalement. Entré à l'hôpital du Roule le 13 septembre, on laisse passer le premier accès qui dure depuis une heure du matin jusqu'à la visite, où nous le trouvons dans le stade de chaleur. Le 15, on donne huit pilules ; l'accès est incomplet. Le stade de froid dure une heure à peine. Le 17, six pilules ; l'accès disparaît entièrement. La rate mesurée donne neuf centimètres en hauteur et dix-huit transversalement. La rate revient à son état normal, les accès ne reparaissent pas, bien que le malade conserve toujours son teint cachectique. Il sort guéri le 3 octobre.

Quatrième observation. — CROUZAT, 32° de ligne, venant de Noisy, originaire du Gard. Rentré de Rome le 10 novembre 1852, il est pris de fièvres tierces le 10 avril 1853. Entré à l'hôpital du Roule le 12 août, la rate mesure douze centimètres en hauteur, vingt transversalement. Le 15 on lui donne six pilules, l'accès paraît. Le 17, six pilules, l'accès paraît de nouveau. Le 19, huit pilules, l'accès est incomplet. Le 21, huit pilules, l'accès est encore incomplet. Le 25, douze pilules, l'accès manque. La rate a neuf centimètres de hauteur, dix-sept transversalement. Les 27, 29, 31, douze pilules, pas d'accès. Le 1er septembre, la rate a repris son volume normal. Il reste encore quelque temps à l'hôpital à cause de l'œdème des extrémités inférieures. Cet homme est un cachectique paludéen. Cette observation est intéressante au point de vue de l'incubation de la maladie. Ce n'est que cinq mois après sa rentrée de Rome qu'il est pris d'accès de fièvre, de maux de reins vagues, etc.

Cinquième observation. — LAFON, 32ᵉ de ligne, fièvre tierce, neuf jours d'invasion. On laisse passer deux accès sans administrer de pilules. La rate a neuf centimètres de hauteur. Entré à l'hôpital le 12 juillet, récidive d'Afrique. Les pilules de M. Bouloumié sont administrées cinq fois à la dose de six. L'accès paraît une seule fois, et le malade sort guéri après dix jours de traitement.

Sixième observation. — RIVIÈRE, fièvre tierce, cachexie paludéenne. Bone, Afrique, 10ᵉ de ligne. Entré à l'hôpital du Roule le 1ᵉʳ juillet ; la rate a neuf centimètres et demi en hauteur, vingt et un transversalement. Le 4 juillet, huit pilules ; l'accès manque. Le 5, jour d'apyrexie, huit pilules. La rate n'a plus que huit centimètres et demi en hauteur, dix-huit transversalement. Le 6, huit pilules ; l'accès manque. Le 7, six pilules. On conserve encore le malade une dizaine de jours à l'hôpital, en lui administrant des doses décroissantes. Le 15 juillet, la rate mesurée donne moins de huit centimètres en hauteur, et de dix-sept transversalement. Le 18, le malade sort guéri de ses accès.

Septième observation. — LAMIRAL, 13ᵉ de ligne, fièvre tierce. Entré à l'hôpital le 7 juillet. La rate mesure neuf centimètres en hauteur, dix-huit transversalement. On administre d'abord six pilules pendant trois jours, et les accès paraissent néanmoins. M. Abeille porte la dose à huit, les accès sont incomplets. On augmente de nouveau et à 12, la fièvre ne reparaît plus. La rate, mesurée sous l'influence de cette dose, donne sept centimètres et demi en hauteur, dix-sept transversalement. Le malade sort guéri le 25 juillet.

Huitième observation. — LEROY, 32ᵉ de ligne, fièvre tierce, récidive. Entré le 18 août. La rate mesure neuf centimètres et demi en hauteur, dix-huit transversalement. Le jour de son entrée il a la fièvre. On lui administre un éméto-cathartique ; la fièvre manque le jour suivant pour reparaître ensuite. On donne le sulfate de quinine ; la fièvre manque de nouveau et revient deux jours après. On donne dix pilules Bouloumié, l'accès manque. On continue l'administration pendant dix jours ; la rate revient à sept centimètres et demi en hauteur et dix-sept transversalement.

Neuvième observation. — DOUZÉ, 32ᵉ de ligne, entré à l'hôpital le 15 juillet. La rate mesure huit centimètres et demi en hauteur, dix-sept et demi en largeur. On lui donne six pilules par jour pendant dix jours. Les accès avaient disparu dès la troisième dose. On continue quelques jours à doses décroissantes. La rate, mesurée le jour de la sortie, donne sept centimètres en hauteur et seize en largeur. C'était une fièvre de France, sans antécédents d'Afrique.

Dixième observation. — ROUSSEAU, chasseur, fièvre quotidienne. — Entré à l'hôpital le 25 juillet, en sort le 12 août après avoir pris dix doses de six pilules. Les accès avaient cessé dès la sixième dose, et la rate, qui mesurait, le jour de l'entrée à l'hôpital, huit centimètres et demi en hauteur et dix-huit transversalement, ne donne plus, le jour de la sortie, que sept en hauteur et seize transversalement.

Onzième observation. — BARATTE, 54ᵉ de ligne, fièvre tierce, récidive. Entré à l'hôpital le 28 juillet. Le lendemain, jour d'apyrexie, on administre huit pilules. L'accès est incomplet : le 1ᵉʳ stade seulement. L'accès suivant manque complétement sous l'influence de la même dose. Le malade désire sortir le 3 août, après deux jours seulement d'absence d'accès.

Douzième observation. — GENESTE, 32ᵉ de ligne, fièvre tierce, récidive. Entré à l'hôpital le 26 juillet. La rate mesure huit centimètres et demi en hauteur et dix-huit et demi transversalement. Le fait de la récidive engage à débuter par la dose de huit pilules données le jour d'apyrexie. Le lendemain, le premier stade seulement. Le surlendemain, l'accès manque complétement. On commence les doses décroissantes. Le malade sort guéri le 8 août.

Treizième observation. — FEUILLETA, 36ᵉ de ligne, fièvre tierce. Entré à l'hôpital le 26 juin. Rate, huit centimètres et demi en hauteur, dix-huit transversalement. Le 27, jour d'apyrexie, six pilules. Le 28, six pilules, l'accès paraît; 29 et 30, huit pilules, l'accès est incomplet; 1ᵉʳ et 2 juillet, huit pilules, l'accès manque. La rate est très peu diminuée. Les 3 et 4, huit pilules, pas d'accès. Après six jours de doses décroissantes, la rate mesurée donne sept centimètres et demi en hauteur, dix-sept en travers.

Quatorzième observation. — MARÉCHAL, 32ᵉ de ligne, fièvre quotidienne. Entré le 10 août, sorti le 25. On lui administre six doses de six pilules. On n'a pas usé de doses décroissantes. La rate, qui mesurait le jour de l'entrée huit centimètres en hauteur et sept et demi transversalement, ne mesure, le jour de la sortie, que sept centimètres en hauteur et dix-sept en largeur.

Quinzième observation. — ARCHAMBAULT, 36ᵉ de ligne, fièvre tierce, récidive. Entré à l'hôpital le 8 août, sorti le 7 septembre. La rate mesure neuf centimètres et demi en hauteur et dix-neuf transversalement. On est forcé d'insister jusqu'à douze fois sur la dose de dix pilules. La fièvre, après avoir été incomplète à deux reprises différentes, disparaît enfin. On commence les doses décroissantes le 23 août jusqu'au 5 septembre. Le malade sort guéri le 7.

Seizième observation. — FOURNON, du train des équipages. Entré le 20 août, sorti le 1ᵉʳ septembre. Quatre doses de six pilules ont fait disparaître les accès.

Dix-septième observation. — LARUETTE, chasseur, entré à l'hôpital le 18 août, sorti le 6 septembre. Huit doses de huit pilules. Les accès, qui étaient tierces, avaient disparu à la quatrième dose.

Dix-huitième observation. — HONORÉ, 36ᵉ de ligne, fièvre quotidienne. Entré à l'hôpital le 22 août, sorti le 1ᵉʳ septembre. Six doses de six pilules. Les accès ont manqué à la troisième dose.

Les observations ci-dessus ont été recueillies par M. Mallet, étudiant en médecine, fort capable et ayant l'habitude de l'observation clinique à un haut degré. Le médicament expérimenté me paraît jouir d'une efficacité incontestable, d'autant mieux que cette efficacité s'est manifestée dans des cas de fièvre d'origine marimatique et quelquefois rebelles.

Il n'a jamais suscité le plus petit accident, ni du côté du cerveau, ni du côté du tube digestif, lors même qu'il a été donné à des doses élevées. Les malades l'ont parfaitement supporté dans tous les cas. En dehors des conclusions que les faits cités laissent prévoir, il était de notre devoir d'ajouter ces reflexions. *Signé:* ABEILLE.

Paris, 22 novembre 1853.

OBSERVATIONS

Recueillies dans la Dordogne par M. le Docteur **BERNADET**, Médecin à Paris.

Je vous ai promis de vous rendre compte du résultat de mes expériences, faites pendant mon séjour dans la commune de Beaupouget (Dordogne) sur les fiévreux que j'ai soumis aux pilules fébrifuges de Bouloumié, et je ne devrais m'absoudre que par des observations bien détaillées ; mais vous voudrez bien vous contenter des résultats que je vais vous indiquer.

Onze personnes ont été en traitement d'une manière régulière pour des fièvres d'accès bien caractérisées ; je laisse de côté un grand nombre de cas où j'ai fait usage de ces pilules ; mais les types n'étaient pas toujours bien francs, et les malades ne suivaient pas d'une manière continue le traitement que je leur indiquais, en sorte que je ne puis réellement porter un jugement certain que sur les onze cas que je vais citer.

1° JOUBE, femme du régisseur du château de Fournil, où j'habitais ; vingt-huit ans, tempérament sanguin, mère de trois enfants, bonne constitution, avait déjà eu des accès de fièvre tierce. Elle est reprise d'accès de fièvre tierce le 1ᵉʳ septembre. Soumise à l'administration des pilules, la fièvre est coupée avant le quatrième accès.

Le 1ᵉʳ octobre suivant, les accès se présentent de nouveau, et les mêmes moyens provoquent des résultats identiques.

2° La fille JOUBE, âgée de six ans, blonde, constitution robuste, est prise d'accès de fièvre tierce le 4 septembre. L'administration de quatre pilules par jour prévient le troisième accès.

Le 20 septembre elle est prise de nouveau d'accès de fièvre tierce ; il faut porter à six le nombre de pilules pour arrêter la fièvre, et seulement après le troisième accès.

3° ROUSSET, journalier, 34 ans, constitution bilieuse, est atteint de fièvre quarte le 15 août. Dès mon arrivée au château, je suis prévenu qu'il est hors d'état de travailler. Je lui fais prendre dix pilules par jour, et les accès qui duraient depuis quinze jours ne se présentent plus.

Le 5 septembre, il y a récidive d'un accès de fièvre. Il prend des pilules dont il avait fait provision, et l'accès ne se présente plus.

4° CLUSEAU, journalier, trente ans, constitution bilieuse. Atteint de fièvre quarte le 20 août, est guéri après son second accès. Il n'y a pas eu de récidive.

5° X......, cantonnier près le château, atteint de fièvre quarte depuis trois semaines, âgé de trente-quatre ans, tempérament bilieux, prend dix pilules par jour, et les accès disparaissent après la première administration du remède. Une récidive a lieu dix jours après, vers le 7 septembre ; le type est également quarte. Il en est débarrassé après le deuxième accès.

6° Madame X......, femme d'un second cantonnier près le château, âgée de vingt-huit ans, mère de deux enfants, constitution lymphatique, est atteinte de fièvre tierce le 2 septembre. Elle est guérie par l'administration de huit pilules par jour, et le troisième accès ne se montre pas.

7° Mademoiselle X......, bergère sur la ferme du château, âgée de dix-huit ans, est prise de fièvre tierce le 12 septembre. Soumise au traitement unique des pilules, elle est guérie après le troisième accès.

8° Mademoiselle X......, femme de service au château, vingt-quatre ans, brune, bonne constitution, tempérament sanguin. Atteinte de fièvre tierce le 1er septembre, est guérie, avant le troisième accès, par l'administration de huit pilules par jour.

9° M. X......., enfant de 4 ans, d'une ferme voisine, atteint de fièvre tierce, est guéri après le deuxième accès par l'administration de quatre pilules par jour.

10° M. Reis, garçon de ferme, vingt-huit ans, homme robuste et sanguin, est atteint d'un accès de fièvre pernicieuse le 15 septembre. Les symptômes sont si graves que je n'ose lui donner les pilules. Je lui administre le sulfate de quinine à haute dose, et six jours après il reprend ses travaux. Le 25 septembre, après avoir passé une journée les jambes dans l'eau, il est pris d'accès de fièvre tierce d'une grande violence; je lui fais prendre vingt pilules dans la journée, l'accès suivant est moins violent; il en prend seize le jour d'apyrexie, et le quatrième accès ne se présente pas. Il continue à se bien porter.

Voici les remarques que je ferai relativement à ces malades chez lesquels les pilules ont été administrées pendant l'apyrexie.

Aucune douleur de tête, aucun bourdonnement d'oreilles, aucune pesanteur d'estomac, sentiment d'appétit peu sensible, nul dérangement du côté des intestins, nul trouble du système nerveux.

Les malades dont il est question plus haut sont tous placés dans des conditions d'habitation très-favorables aux fièvres d'accès; aussi ne faut-il pas s'étonner des récidives, bien que les pilules aient été continuées après la cessation du dernier accès.

Toutefois, je veux terminer par une dernière observation qui met en parallèle le sulfate de quinine et les pilules Bouloumié.

11° M. X....., batelier au bac sur la rivière l'Isle, en face le château, homme blond, tempérament bilieux, bonne constitution, trente-quatre ans, a été atteint de fièvre tierce dans une autre partie du département. Il habite au bord de la rivière.

Le 5 septembre, il est pris de fièvres tierces; je n'avais plus de pilules, j'avais écrit à Paris pour en avoir, mais n'en recevant pas, je prescrivis le sulfate de quinine. Ce n'est qu'après le quatrième accès que je parvins à les arrêter; mais le malade se plaignait d'un mal de tête et de douleurs d'estomac causés par le sulfate de quinine, qui l'en dégoûtèrent à ce point, qu'après la deuxième prise de sulfate de quinine, il me suppliait de ne plus lui en donner. Le traitement de ces accès de fièvres avait été précédé d'une saignée et d'un purgatif que l'état du malade indiquait.

Huit jours après la cessation de la fièvre, il est repris d'accès de fièvre tierce. Les pilules étaient arrivées de Paris; je lui en administre douze par jour dans l'apyrexie; le deuxième accès est moins fort, le troisième à peine marqué, et il se trouve entièrement guéri. Il n'éprouve aucun malaise par l'administration des pilules, qu'il continue volontiers pendant plusieurs jours après la cessation de sa fièvre, et trouve que son estomac est bien disposé.

Je conclus des observations spéciales ci-dessus que les pilules expérimentées ont agi aussi bien et même mieux que le sulfate de quinine, puisque, dans aucun cas, je n'ai vu le moindre trouble se développer du côté de l'appareil digestif ou autre, et qu'elles peuvent lui être substituées avec avantage.

Signé : BERNADET.

OBSERVATIONS
De M. GRANSAULT, Médecin à Salviac (Lot).

Je soussigné, docteur de la Faculté de médecine de Paris, habitant de Salviac, arrondissement de Gourdon, département du Lot, déclare et certifie que les pilules qui m'ont été données par M. Cambres, de la part de M. Bouloumié, ont produit de très-bons effets dans plusieurs cas de fièvre intermittente tierce, et notamment dans un cas de fièvre quarte chronique et très-opiniâtre, mais administrées alors à haute dose et longtemps.   Signé : GRANSAULT.

OBSERVATIONS
De M. RAVEAUD, Médecin aux Lacaux, canton de Mansle (Charente).

Monsieur, mon fils, qui est substitut à Lesparre, m'avait adressé par l'intermédiaire de M. votre beau-frère, président au même siége, deux flacons de vos pilules. J'ai expérimenté sur douze fiévreux au mois de juillet dernier, et j'ai obtenu les plus heureux résultats. Dix ont été radicalement guéris. Aucune rechute ne s'est manifestée ; je n'ai cependant élevé la dose qu'à 18 pilules au plus. — Sur les deux fiévreux où les pilules n'ont pas eu de succès, j'ai administré la quinine pour me rendre aux vœux de ces malades qui en voulaient à toutes forces. Les derniers n'avaient pris que neuf pilules chacun ; je pense que s'ils eussent voulu continuer, la fièvre aurait été arrêtée.

Je considère ces pilules comme excessivement précieuses, et appelées à rendre d'immenses services. Je serais heureux de pouvoir me mettre en rapport avec vous, non-seulement pour en faire usage dans ma nombreuse clientèle, mais encore pour avoir l'avantage d'établir des relations avec un homme aussi honorable que vous.

Je regrette, Monsieur, d'avoir autant tardé à vous adresser cette lettre, que je me proposais chaque jour de vous écrire, et, au milieu de ces regrets, je viens aujourd'hui vous prier de recevoir mes salutations très-respectueuses, etc.   Signé : RAVEAUD.

Déclaration de M. le Docteur ARNAL, Médecin de l'Empereur.

Monsieur, il y a trop peu de temps que vous avez mis à ma disposition les pilules qui portent votre nom pour que je puisse avoir une opinion bien arrêtée sur leur importance et leur supériorité sur le sulfate de quinine : je dois avouer toutefois que mes premiers essais sont on ne peut plus encourageants.

Dans deux cas, en effet (et ce sont les seuls dans lesquels j'ai eu jusqu'à ce jour l'occasion de les employer), elles ont merveilleusement réussi.

Le premier malade auquel je les ai administrées était atteint, à la suite d'un abcès dans le conduit auditif externe, d'une névralgie auriculo-temporale des plus intenses, se déclarant par accès le soir vers les neuf heures et se terminant le lendemain à une heure variable de la matinée. 12 pilules administrées deux heures avant l'accès ont notablement diminué la douleur, et 12 autres l'ont fait cesser complétement.

Le deuxième malade souffrait, depuis quinze jours, d'une névralgie sus-orbitaire gauche contre laquelle j'avais employé inutilement les calmants et les antispasmodiques réputés les plus énergiques, voire même le valérianate d'ammoniaque qui, dit-on, fait des merveilles. Un peu plus tard, la névralgie en question ayant affecté la forme intermittente, je l'ai combattue par le sulfate de quinine et le ferrocyanate de même nom qui, en pareille occurrence, m'avait réussi ; mais cette fois ces deux puissants antipériodiques ont échoué. Vos pilules, au contraire, en deux jours, ont eu définitivement raison des accès.

Aussitôt que j'en aurai le temps, je détaillerai ces deux observations et vous les adresserai.

Veuillez, en attendant, agréer l'assurance de mes sentiments distingués, avec lesquels je suis, Monsieur, votre dévoué serviteur,   ARNAL ,

Médecin de l'Empereur.

Déclaration de M. le Docteur BAUD, Médecin-Inspecteur des Eaux de Contrexéville.

Monsieur, vous me demandez de vous communiquer les résultats que j'ai obtenus de l'expérimentation des pilules fébrifuges que vous avez bien voulu m'envoyer : j'ai fait cette expérimentation avec un soin, je puis le dire, avec une rigueur toute spéciale, que vous voudrez bien pardonner à l'infortuné propagateur de l'hydroferrocyanate de potasse et d'urée : d'autres feront les éloges que je ferai de votre découverte, Monsieur, et je m'empresse de vous le dire en bloc, en attendant que je puisse le faire avec détails : je n'ai que des éloges à vous avouer.

Sur 34 cas de fièvres de divers types, de diverses dates, j'ai obtenu, par l'emploi de vos pilules, 33 guérisons, mises surtout en relief par deux guérisons de fièvres quartes, rebelles au quinquina et à toutes ses préparations : ceci est énorme, faut-il vous l'avouer, Monsieur, pour nous médecins qui sommes peu habitués à des veines aussi persistantes, pour moi votre émule et désormais votre zélateur, qui en toute conscience ne peux que vous abandonner sans conteste le riche domaine de l'intermittence paludéenne ! Si le sulfate de quinine était en mesure de justifier d'autant de constance, d'efficacité, en même temps que d'une aussi complète innocuité sur les organes gastro-intestinaux et sur l'encéphale, il y a longtemps, Monsieur, que l'hydro-ferrocianate lui aurait rendu son épée, comme il s'honore de la rendre à l'anti-périodique dont vous êtes l'heureux inventeur. Sur ce terrain, la victoire est à vous sans conteste, non seulement sur l'hydroferrocyanate, mais encore sur le sel de quinquina ; autre chose est de la fièvre et de la névralgie continues plus ou moins rémittentes ; dans toute cette série, à laquelle appartiennent la majeure partie des fièvres typhoïdes, au moins pendant la durée de leur premier septénaire, dans toute cette série, dis-je, j'obtiens de l'emploi de l'hydro-ferrocyanate de potasse et d'urée des succès tels que je doute que jamais votre antipériodique puisse supporter la comparaison.

Que je n'oublie pas de vous faire remarquer que j'ai employé par jour jusqu'à 40 de vos pilules dans le traitement des deux fièvres quartes rebelles faisant partie des 34 cas. Ma sécurité, relativement à leur innocuité d'action, d'impression même, puis-je le dire, est devenue telle que je ne reconnais à leur emploi d'autre limite que celle de la disparition de la maladie, de telle sorte que la certitude du succès n'est plus pour moi qu'une question de chiffre.

Je vous saurai un gré infini de vouloir bien me faire un nouvel envoi avec cette libéralité dont vous n'avez pas voulu vous départir, et dont mes pauvres malades vous sont et vous seront aussi reconnaissants que votre bien dévoué serviteur.   M. V. BAUD,

Déclaration de M. le Docteur V. CESTI, Médecin du Ministère de la guerre.

Monsieur, en réponse à la demande que vous m'avez adressée relativement à l'emploi des pilules de Variolarine que vous m'avez prié d'essayer dans ma pratique, je vous dirai que j'ai employé avec succès, dans le traitement des fièvres intermittentes, rémittentes et tierces, vos pilules, et que j'ai eu la satisfaction de les voir guérir, les unes au bout de sept à huit jours, et les plus réfractaires au bout de douze à quinze jours. Satisfait de ce beau résultat, je n'ai pas manqué de les administrer dans un cas de fièvre typhoïde et j'en ai également obtenu un succès satisfaisant.

Conformément à vos désirs, je viens, Monsieur, vous communiquer aujourd'hui quelques observations que j'ai consignées dans mes notes pratiques.

Parmi les malades auxquels vos pilules fébrifuges ont été administrées, j'ai réparti les fièvres de la manière suivante :

Fièvres quotidiennes. . .	3	—	3 guérisons complètes.	73 pilules.
— intermittentes. .	9	— 8	id. id.	225 —
— tierces.	3	— 3	id. id.	78 —
— typhoïdes	1	— 1	id. id.	48 —
Total. . . .	16	15		424

PREMIÈRE OBSERVATION.
Récidive de fièvre quotidienne survenue par une insolation.

M. de B...., âgé de 43 ans, d'un tempérament sanguin et nerveux, d'une constitution robuste, avait été malade pendant trois mois, et ne s'était rétabli qu'imparfaitement. Il lui était survenu, pendant son séjour à la campagne, une diarrhée qui était le résultat d'une ancienne irritation des voies digestives et particulièrement du colon. Insensiblement elle se dissipa d'une manière complète et la convalescence s'était établie, lorsqu'un jour, s'étant exposé à l'action d'un beau soleil au jardin des Tuileries, il éprouva une forte céphalalgie avec fièvre, laquelle prit le type quotidienne. Il existait toutefois de l'irrégularité pour les heures de son retour. — Cependant cette fièvre ne paraissait point avoir pour cause une irritation quelconque, la céphalalgie s'était dissipée par l'application de 25 sangsues à l'anus; un peu de diarrhée avait reparu pendant les derniers accès; mais ne me paraissant pas être un obstacle à l'emploi d'un fébrifuge, j'administrai vos pilules antipériodiques, à la dose de 8 par jour. La cinquième dose avait anéanti les accès que les premières avaient considérablement affaiblis. Je continuai le médicament pendant les trois jours suivants, en réduisant les doses à cinq et quatre par jour.

Pendant ce traitement, la petite diarrhée, qui s'était reproduite lors de la rechute du malade, s'était également dissipée. M. de B.... se rétablit entièrement dix jours après la cessation du fébrifuge.

DEUXIÈME OBSERVATION.
Fièvre intermittente avec gastro-céphalite.

Mlle R..., âgée de 20 ans, très robuste, d'un tempérament sanguin, me fit appeler, le 13 août 1856, pour lui donner mes soins. Elle était malade depuis huit jours. L'affection gastro-céphalite céda à 30 sangsues à l'épigastre et 20 aux deux tempes ; mais la fièvre continua comme à l'ordinaire, sans aucun changement. Je fis observer un régime modéré à la malade, des boissons délayantes, un lavement émollient ; toutes les traces de phlogose des premières voies et de la tête ayant disparu en quelques jours, je donnai les pilules fébrifuges de M. Bouloumié, à la dose de 10 par jour. Les paroxysmes ne cédèrent que graduellement à six doses semblables prises en autant de jours ; j'en continuai l'usage pendant les quatre jours suivants : l'appétit, qui était devenu nul pendant la maladie, reparut graduellement, et Mlle R... fut entièrement rétablie.

TROISIÈME OBSERVATION.

Mme M..., âgée de 42 ans, d'une belle constitution et d'un tempérament sanguin, me fit appeler le cinquième jour de sa maladie qui a offert l'état suivant : les accès commençaient tous les deux jours à quatre heures du soir, avec une céphalalgie assez forte pendant les paroxysmes ; mais elle se dissipait par d'abondantes sueurs. Du reste, l'intermittence était parfaite et la céphalalgie se présentait seulement comme l'effet d'une irritation, ou plus ou moins de congestion dans les membranes du cerveau. Le lendemain, j'administrai 8 pilules antipériodiques de M. Bouloumié, et successivement j'augmentai cette dose jusqu'à 15 pilules par jour ; après la septième dose, tous les symptômes de fièvre tierce avaient disparu : je continuai l'usage des pilules les trois jours suivants, et la malade fut complétement guérie.

Je n'ai pas le temps, comme je l'aurais voulu, de prolonger mes observations ; cependant, je ne terminerai pas, Monsieur, sans vous dire que, d'après les réusltats favorables que j'ai pu obtenir de votre fébrifuge, quoique sur une petite échelle, j'ai l'intime persuasion qu'il a une efficacité certaine dans les fièvres intermittentes de toute nature.

Veuillez agréer, Monsieur, l'expression de mes sentiments très distingués.

W. CESTI.

Copie d'une lettre écrite le 3 avril 1854 par l'Inspecteur d'Agde
au Directeur à Montpellier.

Monsieur le Directeur, plusieurs fois je vous ai entretenu, soit verbalement, soit par écrit, des heureux effets que j'avais obtenus dans ma division, de l'emploi de pilules fébrifuges de Bouloumié.

Je sais que sur d'autres points de votre direction de pareilles expériences ont été faites, suivies des mêmes résultats.

Le moment me paraît venu de vous adresser sur cet objet un rapport spécial, afin de vous mettre à même de juger s'il n'y aurait pas lieu, cette année, à faire de nouveaux essais.

Il m'a paru préférable, pour éviter des détails longs et minutieux, de résumer dans un tableau synoptique les observations qui m'ont été demandées par l'auteur de la découverte, M. L. Bouloumié, de Toulouse.

J'ai l'honneur de vous remettre ci-joint ce tableau.

La forme que je lui ai donnée me dispense, je crois, d'entrer dans aucune explication. Mais j'appelle votre attention particulière sur les cas n°ˢ 25 et 26, relatifs au brigadier Eustache du Bagnas, et au préposé Toufines de Vieules. L'un et l'autre étaient abandonnés de M. Mouton, qui ne savait plus que leur donner pour couper leurs accès de fièvre. — Vainement avait-il fait prendre à Toufines du gambier qui passe cependant pour un puissant fébrifuge. C'est en cet état que je les ai entrepris. Le premier a été assez promptement guéri ; le rétablissement du second a été plus lent, sa santé ayant été fortement altérée par les fortes quantités de quinine qu'il a absorbées. Quoi qu'il en soit, ces deux cures ont paru étonnantes à M. Mouton lui-même.

En définitive, leur emploi a généralement réussi, et ce qu'il est essentiel de constater ici, c'est que, dans aucun cas, elles n'ont produit non-seulement d'indisposition, mais même le plus petit malaise. Des femmes, des jeunes filles délicates, des enfants en ont fait usage, sans en avoir été incommodés. Aussi ma conviction est-elle que cette découverte est précieuse.

Veuillez agréer, etc.

Le Sous-Inspecteur divisionnaire, — Signé : A. VALLÉE.

Certifié conforme :

Le Directeur, — Signé :

Lettre de M. Goupil, Médecin cantonal à Bois-Commun (Loiret).

Monsieur, j'ai l'honneur de vous adresser quelques observations relatives à vos pilules fébrifuges. Ces observations ont été faites, il est vrai, sur une échelle assez restreinte, attendu qu'il ne s'est présenté que fort peu de fièvres dans ma clientèle pendant l'hiver ; enfin telles qu'elles sont, je les soumets à l'appréciation de qui de droit, comme ayant, au moins, le mérite d'être consciencieuses.

Cinq observations ont été recueillies : deux seulement méritent que j'entre dans quelques détails.

1° La femme Verrière, habitant la commune de Batilly, près Bois-Commun (Loiret), est le sujet de ma première Observation. Cette femme, d'une constitution faible, sujette à des palpitations, fut prise, le 24 février dernier, d'un accès de fièvre avec frisson initial, céphalalgie, amertume de la bouche. L'accès, qui avait commencé vers dix heures du matin, ne cessa que vers 6 à 7 heures du soir, époque où se montra une légère moiteur.

Le lendemain 25, retour de l'accès vers midi. Je fus appelé le 26 au matin :

vomitif au moyen de deux grammes d'ipécacuanha; il y eut des vomissements bilieux assez abondants. Vers midi, retour de l'accès qui, cependant, fut moins fort, le frisson initial à peine marqué, mais la sueur fut plus copieuse.

Le 27, huit pilules furent administrées à dix heures du matin. L'accès, nullement modifié, revint vers midi et fut le même que la veille.

Le 28, six pilules à dix heures, et six autres à onze heures du matin; l'accès fut beaucoup moins long et moins fort que la veille.

Le jour suivant, huit pilules furent prises à neuf heures, et huit autres à dix heures et demie. Cinq cuillerées de bouillon furent données à la malade immédiatement après la dernière dose: l'accès fut coupé définitivement pour ne pas reparaître; cependant la malade continua les deux jours suivants de prendre six pilules vers onze heures du matin, et, je le répète, la fièvre ne reparut plus.

2° Le nommé Durand, ouvrier tisserand, habitant la commune de Neploy, canton de Bellegarde (Loiret), vint me consulter pour des accès de fièvre revenant tous les deux jours. Cet homme portait une rate volumineuse et douloureuse au toucher. Je ne crus pas, Monsieur, devoir administrer vos pilules d'emblée dans le cas échéant; mais je commençai par une forte application de sangsues sur la région douloureuse; j'ordonnai de faire saigner les piqûres abondamment. Le lendemain, je revis ce malade, dont la rate était toujours considérablement grosse, mais point douloureuse. L'accès suivant eut lieu comme d'habitude vers trois heures du matin ; il fut tout aussi long et aussi fort que les précédents.

Le surlendemain, huit pilules furent administrées à minuit, huit autres pilules à une heure et demie, l'accès fut admirablement bien tranché. On continua pendant quelque temps six pilules vers une heure du matin, le jour où la fièvre avait l'habitude de paraître, puis elle fut définitivement jugée. Je revis cet homme six semaines après, il était en parfaite santé.

Les trois autres Observations sont des fièvres tierces sur lesquelles je ne m'étendrai pas, parce qu'elles ne présentaient aucun caractère particulier, et que je pus aborder de suite l'usage de vos pilules. — Deux de ces fièvres furent parfaitement jugées par vos pilules, administrées et continuées pendant quelques jours, comme dans l'Observation précédente.

Si j'en crois mes Observations, Monsieur, je crois que vos pilules sont appelées à prendre une place distinguée dans notre matière médicale comme succédané du quinquina, et je termine en vous priant d'agréer l'assurance de ma parfaite considération.   Signé : GOUPIL, médecin cantonal.

OBSERVATIONS

Recueillies par M. Dumaige, Médecin à Saint-Satier (Cher).

Monsieur, les Observations que j'ai l'honneur de vous adresser sont trop peu nombreuses pour que je puisse vous exprimer une opinion bien arrêtée; cependant, comme antipériodique, vos pilules sont certainement appelées à rendre les plus grands services.

Nous habitons un pays essentiellement fiévreux, et si j'avais eu à ma disposition, au mois de septembre, un millier de pilules, j'aurais pu, sur une grande échelle, faire des Observations sérieuses et suivies et vous les transmettre.

En attendant que je puisse être plus en rapport avec vous, permettez-moi, Monsieur, de vous exprimer toute ma reconnaissance pour l'obligeance que vous avez eue de me faire parvenir des pilules nouvelles, et pour les efforts que vous faites pour soulager les pauvres habitants décimés par la fièvre.

Recevez, Monsieur, etc.   Signé : DUMAIGE.

Première observation. — Mme D....., quarante-cinq ans, tempérament lymphatique, nerveux, gastralgie habituelle, langue blanchâtre, large, sans rougeur à la pointe, a été prise au mois d'octobre de quelques accès de fièvre intermittente quotidienne avec névralgie faciale.

Un léger purgatif a été administré, et le lendemain, pendant l'apyrexie, soixante-quinze centigrammes de sulfate de quinine par prises de quinze centigrammes à prendre de trois en trois heures. — Le surlendemain la fièvre disparaît. Décoction de quinquina comme tisane, trois demi-tasses par jour. — Retour de la fièvre au bout de onze jours. — Trois accès; dix-huit pilules antipériodiques de M. Bouloumié ont été administrées trois par trois, quatre heures et demie avant la fièvre, et tout est rentré dans l'ordre, sans qu'aucun accident névralgique ou pyrétique se soit manifesté depuis ce temps.

Deuxième observation. — Pierre B....., âgé de dix-huit ans, né à Tracy, dans la vallée de la Loire, a été pris depuis huit jours d'accès de fièvre tierce traitée par le sulfate de quinine à la dose de un gramme en six prises, après un léger purgatif; la fièvre, après deux jours de calme, est revenue comme la première fois et en suivant la même marche. Vingt-huit pilules Bouloumié, prises en trois portions, ont coupé la fièvre complétement. — Le malade a bu de l'infusion de petite centaurée et a achevé ses pilules les cinq, neuf et onzième jour en diminuant progressivement la dose. — Depuis la fin d'octobre, aucun accès ne s'est manifesté.

Troisième observation. — Le jeune Louis C....., de Boissibaux, commune de Tracy, a eu la fièvre tierce pendant quinze jours, et a pris sans succès le sulfate de quinine à la dose de trente centigrammes. — Neuf premières pilules Bouloumié ont fait cesser la fièvre pendant sept jours. — Seize, prises de la manière indiquée plus haut en deux jours, ont fait cesser complétement les accès.

Quatrième observation. — Le jeune G....., âgé de ....., à Saint-Satier, a été pris d'une fièvre typhoïde extrêmement grave, avec délire, congestion hypostatique des poumons et s'est trouvé, vers la fin de la maladie, saisi par une fièvre à forme intermittente quotidienne. La rougeur de la langue, l'état de ballonnement du ventre écartaient l'idée du sulfate de quinine. — La méthode endémique me paraissait peu sûre, et je n'aurais osé, par crainte de gangrène, si fréquente avec les vésications quininées dans cette affection et à cette époque de maladie, recourir à cette médication. J'eus recours aux pilules Bouloumié, et après trois jours de leur usage, à la dose de neuf seulement par jour, les accès de fièvre ont cédé, et avec eux l'affection première dont la marche a évidemment été modifiée par cette médication.

Cinquième observation. — Marie L....., cinq ans, a pris dix pilules de la même manière; les accès n'ont pas reparu.

Sixième observation. — Magloire L....., six ans, atteint de fièvre quotidienne également. — Dix-huit pilules Bouloumié l'ont débarrassé complétement, et les accès ne se sont plus montrés.

Ces deux observations ont été prises dans la même famille. — Les sujets sont tous lymphatiques, et l'habitation près de la gare du canal, dans un endroit humide et une maison nouvellement bâtie.   Signé : DUMAIGE.

Déclaration de M. le Docteur HUETTE, transmise par M. le Docteur BOUCHUT, Professeur agrégé à la Faculté de Médecine de Paris, Médecin des hôpitaux.

Monsieur, je vous adresse la lettre de M. le docteur Huette, de Montargis, ancien interne des hôpitaux de Paris, qui a bien voulu administrer votre fébrifuge dans une localité où les fièvres sont endémiques. Vous y trouverez quelques Observations intéressantes et confirmatives des succès obtenus par d'autres médecins.

Veuillez m'excuser d'avoir tant tardé à vous faire cet envoi, et recevez mes salutations empressées.   Signé : BOUCHUT.

Mon cher ami, — avant d'employer les pilules Bouloumié, j'ai cru devoir faire quelques expériences comparatives ayant pour but de déterminer la valeur *relative* de ce fébrifuge.

J'ai donc administré ces pilules aux mêmes doses et dans les mêmes conditions que le sulfate de quinine donné sous forme pilulaire de dix grammes chaque. — Un point capital est de savoir si le fébrifuge Bouloumié guérit aussi sûrement que le sulfate de quinine pris aux mêmes doses.

Au-dessous de quatre ans, les Observations que j'ai recueillies ne présentent rien de concluant; les enfants n'ont point pris exactement les pilules; quelques-uns les ont vomies. — Résultat nul.

J'ai administré l'antipériodique Bouloumié à plus de vingt malades âgés de quatre à quinze ans. — Les notes n'ont pu être recueillies que sur quatorze cas. La fièvre a été coupée huit fois. — Quatre fois les accès ont été notablement affaiblis ou presque nuls. — Deux fois le médicament est resté sans effet. — Quant aux autres malades, je n'ai pu les suivre avec exactitude; j'ai lieu de croire que beaucoup ont été guéris.

Les pilules ont été ensuite administrées à bon nombre de malades de vingt à cinquante ans. Bien que je ne puisse pas exprimer ici numériquement les résultats faute d'Observations bien complètes, je puis cependant affirmer que les pilules ont échoué plus souvent que chez les malades âgés de cinq à quinze ans; que les accès ont été moins forts; enfin, que dans quelques cas, la fièvre a été radicalement guérie.

RAPPORT

Sur les pilules Bouloumié, par M. CLAUZURE, Médecin des hôpitaux
à Angoulème (Charente).

Je suis heureux, Monsieur, de pouvoir vous témoigner ici toute ma gratitude pour le choix que vous avez bien voulu faire de mes faibles talents, pour étudier, dans les affections intermittentes, les effets de votre nouvel antipériodique, et proclamer hautement que votre préparation doit être non seulement éliminée de toute cette horde de panacées universelles dont nos pharmacies sont inondées, avec plus ou moins de frais d'enveloppes et de cachets, mais être placée fièrement et honorablement à côté des sels ou autres combinaisons de quinquina.

Ce préambule doit vous fixer déjà, Monsieur, sur l'estime que je fais de votre précieuse découverte, et vous instruire à l'avance sur les résultats qu'elle m'a procurés.

Vingt-sept cas d'affections intermittentes se sont offerts (du 9 août au 1ᵉʳ décembre), soit dans ma pratique civile, soit dans les hôpitaux, soit dans la circonscription médicale qui m'est confiée, comme médecin ordinaire de la Compagnie du chemin de fer d'Orléans.

Ils se sont présentés dans les formes suivantes :

Fièvres intermittentes quotidiennes.	5
— tierces.	14
— quartes	2
Névroses intermittentes diverses.	6
TOTAL.	**27**

Dans ces vingt-sept circonstances, l'antipériodique n'a échoué que cinq fois, et, je suis heureux de le dire, c'était au début de mes expérimentations, alors que je n'étais que peu ou mal familiarisé avec le médicament. — Dans les vingt-deux autres cas, malgré la récidive, malgré le temps, malgré les complications, malgré les circonstances, je n'ai employé exclusivement (c'est-à-dire sans avoir recours au quinquina) que les pilules de Variolarine à haute ou faible dose, selon les indications, et j'ai constamment réussi.

J'ai donné jusqu'à quarante pilules dans huit heures de temps avant un second accès pernicieux. — La malade qui les prit était une fille de dix-huit ans (Rose POITEVIN, salle Sainte Marthe, à l'hôpital), d'un tempérament nerveux, sanguin, d'une forte constitution et à laquelle j'avais déjà fait pratiquer une forte saignée.

Cette fille n'accusa ni vertige, ni douleur gastro-abdominale à la suite de l'administration du remède, et guérit complétement après avoir absorbé en vingt jours cent seize pilules Bouloumié.

La médecine des affections intermittentes en général, et en particulier celles qui sont rebelles aux moyens ordinaires étant le plus souvent subordonnées à mille et une circonstances imprévues, à un jet de lumière inattendu, à une inspiration du moment, à l'état particulier du sujet, avant, pendant ou après la crise, m'empêchera, Monsieur, et vous en comprendrez les raisons, d'entrer dans les détails intimes des Observations que j'ai recueillies au lit de mes clients, c'est-à-dire que je ne me permettrai pas, voulant être vrai avant tout, de formuler ici, à une pilule près, ce qui serait au moins ridicule, la dose de votre remède pour tel ou tel cas, et dans telle ou telle occasion. — C'est à la sagacité seule du praticien habile, à saisir les nuances de l'état pathologique où se trouve son malade lorsqu'il l'aborde et lorsqu'il l'étudie ; à se prononcer sur la nature, sur le mode comme sur le dosage du remède qui doit être administré ; à le suspendre pendant un certain temps ou à précipiter son action; à le faire précéder ou suivre de certains moyens indiqués par les circonstances; enfin, à faire de la médecine expérimentale la médecine des symptômes, la plus sage et la plus prudente, sans contredit, des médecines enseignées et pratiquées de nos jours.

Voici, Monsieur, tout ce que j'ai et tout ce que je puis vous dire à l'égard de votre succédané de quinquina.

Allez avec conviction à la recherche de la récompense que vous méritez pour le service que vous avez rendu; elle vous est due, et si, par les quelques lignes que vous venez de parcourir, lignes écrites de bonne foi et près du chevet des malades, mes convictions et mes sympathies peuvent être de quelque poids dans la justice qui, tôt ou tard, sera faite de votre découverte, j'aurai plus que je ne désire : la satisfaction d'avoir été utile à l'humanité, tout en rendant hommage aux talents d'un homme de cœur.

Veuillez agréer, Monsieur, l'assurance de ma considération très distinguée.

Signé : Dr CLAUSURE.

Lettre de M. le docteur Cayol, ancien professeur à la Faculté de Médecine de Paris.

Monsieur, vous me demandez de vous faire connaître le résultat de mes observations sur la valeur thérapeutique de vos pilules fébrifuges. — J'en ai employé une assez grande quantité pendant un séjour de deux mois à la campagne, dans une contrée du département du Loiret, où les fièvres intermittentes sont épidémiques en automne, et j'en ai obtenu généralement de bons effets. —Les malades étaient de pauvres villageois venant de plusieurs communes des environs me demander un remède pour couper leurs fièvres, presque toujours tierces ou double-tierces. — Je leur donnai vos pilules avec des instructions précises sur la manière de les employer et sur le régime à suivre. Si la fièvre cédait aux premières doses du médicament, je ne les voyais plus, et ce n'est qu'indirectement que j'apprenais qu'ils étaient guéris. — Si la fièvre persistait, ils revenaient demander des pilules, et il en est quelques-uns qui en ont consommé dix à douze douzaines avant d'obtenir un résultat satisfaisant. La plupart de ces malades m'étaient tout à fait inconnus, et je n'étais pas d'ailleurs en position de tenir un registre des Observations.—Je ne puis donc vous donner, et je le regrette, aucun détail circonstancié de ces Observations. — Tout ce que je puis attester, d'après une intime conviction, c'est, d'une part, la réalité de la propriété fébrifuge de vos pilules, et, d'autre part, leur parfaite innocuité, même à la dose de vingt-cinq à trente par jour.

Si ce médicament pouvait être livré à un prix très minime, j'estime que ce serait un véritable bienfait pour les pauvres, et surtout pour ceux des campagnes, où les fièvres intermittentes sont endémiques et désolent les populations.

Veuillez agréer, Monsieur, l'assurance de mes sentiments de considération et de sincère dévouement. *Signé :* CAYOL.

9 782014 073010